AF404740

DISCOVRS APOLOGETIQVE

DES BAINS ARTIFICIELS,

Nouvellement conſtruits dans la ville de Marſeille, à la façon de ceux du Levant.

Pour l'utilité & le ſoulagement de ceux qui ſont travaillez de fluxions, de gouttes, de ſciatiques, & autres ſemblables maux.

Dedié à Mr. de PILLES Gouverneur Viguier ; Et à Meſſieurs les ESCHEVINS de la Ville de Marſeille.

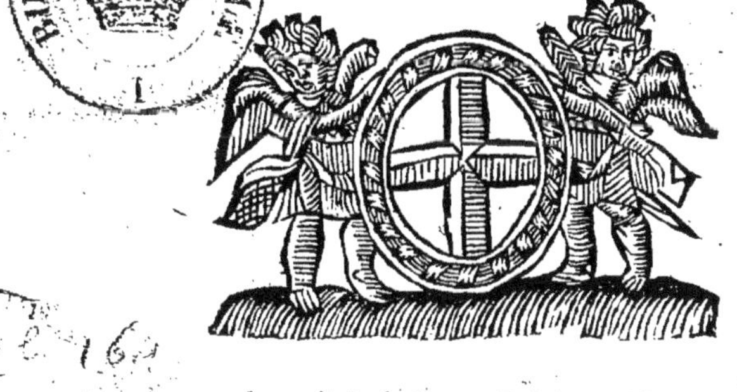

A MARSEILLE,

Chez CHARLES BREBION, Imprimeur du Roy, de Monſeigneur l'Eveſque, & de la Ville. 1673.

Avec permiſſion des Superieurs.

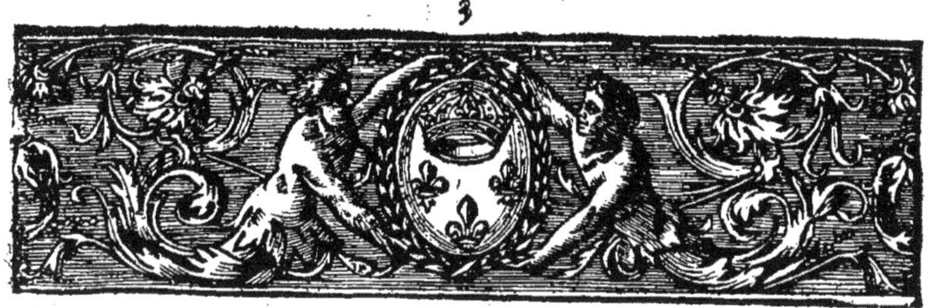

A
MONSIEVR DE PILLES
GOVVERNEVR VIGVIER:
ET A
MESSIEVRS LES ESCHEVINS
DE LA VILLE DE MARSEILLE.

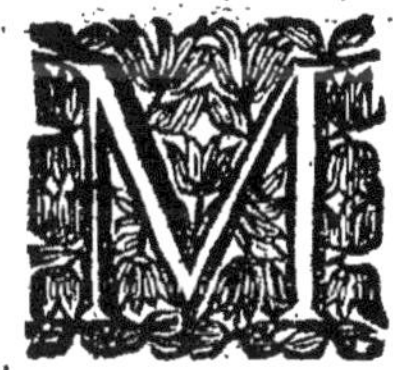ESSIEVRS,

C'est une chose bien estrange que tout ce qui s'imprime ait besoin de protection; qu'il faille une sauvegarde aux dons de l'esprit pour les garantir des atteintes de la censure; & que l'on ne s'expose iamais à plus de dangers que lors qu'on prend plus de soin

A ij

d'obliger le Public. C'est la destinée inévitable de toutes les productions de l'Esprit, & quoyque cet Ouvrage soit consacré à l'utilité publique ; quoy-qu'il entre au jour sous l'ombre des Aigles Romaines ; quoyque nous l'ayons mesme couvert de la splendeur des Fleurs de Lys, nous n'esperons pourtant pas qu'il jouysse d'une franchise plus privile-giée, & nous craignons encore pour luy. Neant-moins, MESSIEURS, nous-nous appercevons bien que nous aurions tort de nous plaindre de cette destinée generale, puisqu'elle nous procure l'avanta-ge de nous mettre sous vostre protection, en nous obligeant de recourir à vostre authorité. Puisque, MONSIEUR, elle nous procure le bon-heur de donner des témoignages publics de la veneration secrette que nous avons toûjours euë pour vostre Illu-stre personne, & de publier au grand jour les Au-gustes qualitez que nous y admirions dans le silence. Mais pour en parler delicatement, souffrez que nous en parlions selon la pensée delicate d'un bel Esprit, qui compare les Heros de la Terre aux Astres du Ciel. Nostre Roy, sans pareil, est l'admirable Soleil de nostre France, qui répendant la beauté victorieuse de ses rayons dans l'estenduë de l'vnivers, comble de joye ceux qu'il s'allie, couronne de gloire ceux qu'il conqueste, & assujettit toutes les Nations à l'Empire de ses Lys, ou par l'admiration, ou par la crainte, ou par l'amour. Et vous, MONSIEUR, vous estes

un de ſes plus beaux Aſtres, qui dans voſtre naiſſance
eſtes venu au monde chargé du poids de la gloire
de vos Anceſtres ; qui dans voſtre midy éclatant par
les belles lumieres de voſtre ſageſſe vous - vous eſtes
couronné de vos propres rayons, pour meriter toute
la gloire de la deviſe du parfait Heros, Qui Pro-
priâ ſe luce coronat. Et nous nous rejoüiſſons,
MONSIEUR, que malgré voſtre âge trop avancé
conſervant une vigueur merveilleuſe d'eſprit & de
corps, nous joüyrons long-temps des aymables effu-
ſions de voſtre douceur, de cette douce prudence qui
s'eſt fait admirer dans le trouble & dans la paix,
& qui a trouvé le point fixe de voſtre repos dans
la rapidité tumultueuſe de nos mouvemens. Et vous
voulez bien que nous addreſſant à MESSIEVRS
les Eſchevins, nous leur diſions qu'ils partagent auec
vous la gloire d'eſtre les Peres de la Patrie, que
comme vous ils conſervent noſtre repos par les fatigues
continuelles de leurs ſoins, & qu'ils veillent pour
nos intereſts aux dépens de leur ſanté, pendant que
nous dormons avec plaiſir. Ainſi, MESSIEVRS,
où pouvions - nous refugier nos Bains & leur Eloge
deſtinez à l'utilité publique, que ſous la protection
des perſonnes qui ſont elles-meſmes toutes conſacrées
au Public. Sous voſtre azile leur ancienneté ſera
reſpectée, leur utilité invincible & leur innocence
aſſeurée. Mais nous ſerions bien glorieux ſi ce diſcours avoit des traits aſſez béaux pour vous

plaire, d'assez agreables pour vous divertir ; &
nostre joye sera parfaite si vous recevez avec accueil
la protestation sincere que vous vous faisons d'estre
sans reserve & avec vn respect sensible.

MESSIEVRS,

Vos tres-humbles & tres-obeïssans
serviteurs.
ANTOINE RAPIOT.
IEAN FLEVRY.

DISCOVRS APOLOGETIQVE

des Bains artificiels, nouvellement construits dans la Ville de Marseille à la façon de ceux du Levant.

Pour l'utilité & le soulagement de ceux qui sont travaillez de fluxions, de gouttes, de sciatiques, & autres semblables maux.

OMME il n'est peut-estre point de Ville au Monde qui soit plus parfaitement devoüée, & plus soigneusement apliquée à l'utilité publique que nostre Ville de Marseille ; qui de tout temps a esté la Mere des Estrangers, aussi bien que de ses propres Citoyens ; qui verse d'vne main sans avarice ce qu'elle reçoit de l'autre avec abondance, estant bien plus accoustumée & encline à donner qu'à retenir ; & de laquelle on peut dire, sans mentir, qu'elle ne reserve pour elle que les travaux & les perils, les feüilles & l'escorce, pour distribuer à ses voisines le bon & le doux, les moïles & les fruits. Il est juste, MESSIEVRS, que les

Citoyens imitent leur Cité ; qu'ils participent de
son esprit bien-faisant ; que comme elle ils apli-
quent leurs soins pour servir le public ; & qu'à son
exemple ils ne possedent rien en propre qu'ils ne
rendent commun aux Estrangers , & n'inventent
rien d'utile & d'agreable par leur industrie , dont
ils ne fassent part au moins à leurs voisins par leur
amitié. C'est donc par un mouvement de cette
inclination officieuse , bien plus que par vn motif
d'interest que nous avons fait imprimer ce discours,
& que nous le publions pour vous avertir que
nous avons fait construire des Bains artificiels à la
façon de ceux du Levant , où l'on y ménage les
degrez de chaleur selon la juste proportion , & où
nous n'avons rien épargné pour les rendre beaux
à la veuë, commodes pour l'usage ; & utiles , soit
pour restablir sans violence la santé des personnes
languissantes, soit pour conserver sans danger l'en-
bompoint de celles qui se portent bien. Vous auriez
sans doute eu sujet de vous plaindre de nous , si
insensibles à vostre profit & au nostre , nous vous
avions tenu secret vn remede si souverain & si
doux ; & si bornant nostre charité à nos Citoyens nous l'avions renfermé dans l'enceinte de
nos murailles. La compassion qui embrasse le Do-
mestique & l'Estranger , s'estend par tout où il y a
des maux à soulager , & des biens à faire. Et nous
nous serions privez nous mesme de l'honneur de

vous

vous obliger, & de l'avantage de procurer à noftre
Ville de Marfeille fa plus belle gloire, en luy atti-
rant des perfonnes illuftres par leur condition &
par leurs richeffes, qui orneront fes maifons magnifiques par leur prefence, & qui augmenteront
fes beautez & fes biens par leur fejour.

Origine de l'u-
fage des
Bains.

Mais fi la conftruction de nos Bains eft nouvel-
le, leur ufage n'eft pas nouveau : il eft peut-eftre
auffi ancien que le Monde malade ; il y a apparen-
ce qu'il a commencé avec le dereglement des corps;
& comme il eft de tous les remedes le plus natu-
rel, & le premier qui fe prefente à l'efprit, il faut
croire qu'il a auffi efté le premier que les hommes
ont inventé, & dont ils fe font fervy pour foula-
ger leurs maux, & pour fe défaire de l'humeur incommode qui les tourmentoit. Neantmoins quoyque l'on ne doute pas que l'ancienneté des Bains
ne foit auffi vieille que les miferes de la mortalité,
& qu'on l'a trouvée authorifée dans les Livres les
plus anciens; l'on ne fçait pas au vray ny le temps
precis de leur commencement, ny le nom du lieu
de leur origine, ny mefme celuy du premier Au-
theur qui les a inventez. Les Allemands qui les ap-
pellent des Thermes Laconiques, difent, qu'ils
font originaires de la Laconie, qui eft une des plus
belles Provinces de la Grece;mais bien que les Dar-
danides en ufent plus fobrement que les Laconiens,
ils ne laiffent pas de difputer à ceux-cy l'honneur

B

de la precedence : Et les Latins pour les mettre
d'accord trouvent qu'il est plus juste d'attribuer
l'usage si ancien des Bains à la premiere Ville de la
Grece qu'à ses cadettes, & soûtiennent qu'Athenes
en est la mere aussi bien que des autres Arts & des
autres Sciences ; & c'est pour cette raison que l'O-
rateur Romain leur donne le nom de Bains Atti-
ques, qui veut autant dire que Bains Atheniens.
Nous ne voulons pas mêler icy la Fable à l'Histoire,
& vous dire que l'invention des Bains nous a esté
apportée du Ciel par les Dieux amoureux des hommes, & que la sage Minerve sensible aux fatigues
du grand Hercule descendit sur la terre pour luy
en apprendre l'usage ; quelques Mythologistes ad-
joûtant qu'en effet ce Dieu imaginaire des Heros
fut le premier qui commença à user des Bains artificiels, & qu'il en fit un remede ordinaire pour
delasser son corps fatigué par ses travaux conti-
nuels. Laissons-là ces conteurs de fables dans leur
égarement, aussi bien qu'Aristote dans le sien, qui
a mis les Bains chauds parmy les choses sacrées ;
& pour parler plus veritablement de leur premiere
origine, élevons-nous jusqu'à la premiere cause de
tout l'estre, & disons que leur invention est un
bien-fait que nous avons receu de la providence
amoureuse de nostre Dieu, qui pourveut le genre
humain de ce remede peut-estre au mesme temps
que sa justice vengeresse le condamna aux lan-

gueurs puniſſantes de la mortalité. Dieu l'inſpirat aux hommes, & ceux-cy l'eſtablirent enſuite dans toute la terre, & particulierement dans l'Aſie, dans l'Afrique, & dans l'Europe, où les Bains ont eſté de tous temps en uſage.

Nous remarquons que quoyque toutes ſortes *Leur genera-lité.* de maladies attaquent les hommes en toutes ſortes de Païs, il n'eſt pourtant point de remede ſi general que celuy-cy. On peut meſme adjoûter qu'il n'eſt rien de plus noble que l'eſtabliſſement des Bains artificiels, puiſque les Monarques les plus celebres du monde, & les plus ſages Miniſtres de l'Empire en ont eſté eux-meſmes les fondateurs magnifiques. Mecenas, Agrippa, Marc-Antoine, Alexandre Severe, Caracalla, Diocletien, &c. en firent conſtruire dans Rome qui furent comme les monumens publics de leur magnificence, & qu'ils conſacrerent à l'utilité & aux delices du peuple Romain : Charlemagne en fit edifier de plus riches & de plus beaux dans Aix la Chapelle; Et Theodoric Roy des Oſtrogots en fit auſſi bâtir de bien ſuperbes à Padouë, ſur le modelle de ceux qu'il avoit veu en Afrique. Et ces Heros ne ſe contenterent pas de les fonder avec tant de pompe & de profuſion, ils voulurent encore les annoblir par l'uſage qu'ils en firent, & les honorant par leur preſence ils nous ont comme marqué que les Bains ſont les ſources de la belle vigueur qui fait les Heros , & comme les lits humides où les esprits heroïques sont regenerez.

Et certes nous ne sommes plus surpris que les Mythologistes se soient imaginé que l'invention des Bains estoit originaire du Ciel plustôt que de la terre; quand nous considerons qu'estant un artifice si loüable & si bien-faisant , il y a bien sujet de croire qu'ell'a esté une production d'une sagesse plus éclairée que celle des hommes. Quand nous considerons que de tous les remedes que la bonté de Dieu a revelé aux hommes, il n'en est point qui participe plus que celuy-cy de la vertu de sa puissance , de la moderation de sa sagesse , de la douceur de son amour ; l'operation de la vertu des Bains estant à peu prés semblable à l'operation exterieure de ces divins Attributs : puisqu'elle restablit en détruisant, qu'elle renouvelle en aneantissant , qu'elle reünit en separant : puisque sa chaleur rafraîchit, que son humidité échauffe , que son mélange purifie : puisque son impression qui est toûjours douce change le temperament sans l'alterer , qu'elle fortifie avec douceur , & qu'elle soulage avec delices. Quand nous considerons enfin que l'eau & le feu qui composent nos Bains artificiels sont deux Elemens qui ont esté si particulierement benits de Dieu , & que le saint Esprit a choisi exprés pour en tirer la plus noble matiere de ses plus beaux ouvrages. Cet Esprit d'amour qui renferme dans l'immenfité de fon fein toutes les flâmes du faint feu, & toutes les eaux de la grace, s'eft toûjours fervy de ces deux Elemens pour en produire fes plus grands chefs-d'œuvres. De l'eau il en a formé les corps celeftes, & du feu il en a fait l'agent univerfel de la nature, felon les juftes fentimens de la meilleure Philofophie. Quand il repofa fur le fein des eaux pour en faire des meres fecondes des enfans de la grace, comme parle Tertullien, il faut croire qu'il leur communica encore fa vertu confervatrice pour les changer en des fources falutaires de la fanté : afin que comme les eaux du baptefme purifient nos ames de foüilleures & des infections du peché ; les eaux des Bains pugeaffent nos corps de la craffe & de la lie de l'humeur maligne. Et c'eft dans cette veüe que nous les pouvons comparer aux pifcines de l'ancienne loy dont les unes gueriffoient les corps des maladies qui les tyrannifoient, & les autres les purifioient des foüilleures qu'ils avoient contractées.

Nous avoüons bien que ces Eloges fe peuvent attribuer aux Bains des eaux minerales auffi bien qu'à nos Bains artificiels : mais nous ofons avancer fans intereft & fans jaloufie, que les derniers ont cet avantage fur les premiers, que leur operation en eft plus fimple & plus naturelle ; & que n'agiffant pas par une vertu fi penetrante que les eaux mi-

C

nerales , ils ne laiſſent auſſi jamais aucune impreſ-
ſion aprés eux qui puiſſe alterer la nature ou la
debiliter.

C'eſt dans ces piſcines d'eau de feu , de chaleur
& d'humidité , où les fluxions ſe ſechent , où les
ſciatiques ſe perdent , où les gouttes s'appaiſent,
& où les eſprits diſſipez & languiſſans ſe ramaſſent
& ſe refont. C'eſt de ces piſcines d'où ſort la vapeur benigne qui humecte l'aridité de la melan-
cholie , qui addoucit la fougue de la bile , & qui
fond l'humeur de la pituite: dont la premiere four-
nit à l'humeur qui nuit , la malignité penetrante;
la deuxiéme , l'acrimonie qui pique ; & la pituite,
la matiere putride , qui inondant enſuite toutes
les parties du corps y porte par tout la corruption
& la douleur. C'eſt là où l'alteration brulante ſe
tempere , & où la ſoif eſteinte ſe r'allume , ce qui
ſe peut dire le miracle de leur vertu. Ils temperent
la ſoif des alterez par la communication de leur
vapeur humide , qui ſe répendant dans la maſſe du
ſang le rafraîchit, & y produit à peu prés le méſme
effet qu'Hipocrate attribuë à l'humeur gratieuſe,
que le cerveau bien temperé verſe ſur les parties
qui luy ſont ſoûmiſes & inferieures. Et ils reſſuſci-
tent la ſoif eſteinte dans le corps où la chaleur eſt
comme eſtouffée & enſevelie dans les eaux d'une
pituite débordée, en conſumant l'humeur aqueuſe
& degageant ainſi la chaleur du ſang par des ſueurs

purgatives qu'ils commencent au dedans & qu'ils
achevent au dehors. C'eſt là où les Heros rallume-
ront leur feu Martial comme Hercule : où les François réchaufferont leur courage comme Charlemagne : où les Sages recréeront leurs eſprits laſſez
comme le grand Auguſtin : & où les Chaſtes re-
couvreront la nette diſpoſition pour contempler
comme le Diſciple bien-aymé.

Mais ſouffrez, MESSIEVRS, qu'icy nous-nous
plaignions de la negligence generale des François
pour l'uſage d'un remede ſi facile, ſi doux, & dont
les ſuccez ſont authoriſez par des experiences in-
conteſtables. Certes il y a dequoy s'eſtonner que
noſtre Nation qui eſt d'ailleurs ſi amoureuſe de la
ſanté, ſi curieuſe des raretez eſtrangeres, & ſi en-
nemie des remedes violans, leſquels ſont ſouvent
auſſi nuiſibles au corps qu'à la bourſe, ait pourtant un mépris ſi general de celuy-cy, & que de-
puis ſi long-temps il ne ſe ſoit trouvé perſonne qui
ait eſtably des Bains dans aucune Ville de noſtre
France. Où l'on n'ignore pourtant pas que ce remede eſt tellement ſuffiſant de ſoy-meſme, que
dans le Levant la Pharmacie n'y eſt ni connuë ni
en uſage.

L'Exemple de ces fameux Heros de la valeur, *Leur*
doit attirer les deſirs de tous les braves aprés eux, *inno-*
& leur doit eſtre une puiſſante perſuaſion que les *cence.*
Bains ne ſont pas le remede des effeminez, quoy

qu'en dife Plaute l'Enjoüé : Mais l'exemple de ces deux incomparables Heros de la Grace, de S. Augustin & de S. Iean authorifent bien l'ufage des Bains, condamne & confond la feverité farouche de Seneque qui le defend à fon fage; Et quand il ne feroit pas foûtenu par la pratique de tous les Religieux d'Allemagne & par la raifon, il eft fi fuffifant à foy-mefme qu'il met l'ufage des Bains à couvert des atteintes de ceux qui le voudroient decrier; & ayant refugié leur innocence fous l'azile de ces deux Saints qui ont efté tout enfemble, & les plus redoutables ennemis de la volupté, & les plus tendres captifs du Saint amour, nous ne craignons plus ny les plaintes des fcrupuleux ny les reprimendes des indifcrets. Nous voulons pourtant adjoûter icy pour le repos des ames pures une promeffe folennelle que nous leur faifons, que nous garderons l'honneteté Chreftienne dans l'ufage de nos Bains, que nous reglerons toutes chofes par elle, que nous ne fouffrirons rien qui puiffe tant foit peu offenfer fa delicateffe, & que dans la Religion de l'honnefteté nous ferons encore plus fcrupuleux que les anciens Romains, qui ne permettroient pas que des perfonnes fufpectes fe lavaffent de compagnie dans un mefme Bain : Et plus exats que les Turcs dont la loy fur ce fujet eft fi rigoureufe qu'elle y défend le mélange des hommes & des femmes fous d'étranges peines, & où ceux-là

Alex.ab Alex. liur. 2. Et Val liu. 2. c. 1.

n'oſeroient entrer dans le Bain des femmes, perſuadez qu'ils ſont qu'ils n'y entreroient pas impunement, comme l'atteſtent tous ceux qui ont voyagé dans la Grece & dans l'Afrique. Nous ſerons donc jaloux de l'honneſteté, parceque nous l'aymons, & que nous ſommes jaloux de noſtre reputation. Et nous voulons bien que tout le monde ſçache que nous n'avons fait une ſi grande dépenſe que pour ſervir à l'utilité publique, & non pas au ſcandale qui la trouble. Nos Bains ne ſeront ouverts qu'aux honneſtes gens, comme ce n'eſt que les honneſtes gens que nous y invitons.

Il ne nous reſte plus qu'à vous avertir que dans l'agrandiſſement de noſtre Ville nous avons choiſi l'endroit le plus propre & le plus commode pour la ſcituation de nos Bains : ou pourque rien ne manque aux delices innocentes & ſalutaires des perſonnes qui les prendront, nous avons tâché de proportionner la beauté de l'edifice à l'agréement du lieu. L'air y eſt doux & temperé. Nous y avons ménagé les ouvertures des voutes de telle ſorte que nous recevons toute la clarté des rayons du Soleil ſans en reſſentir la chaleur qui incommode. Et les vents impetueux reſpeċtant nos thermes comme conſacrez à l'utilité publique ſe briſent & s'écartent en s'en approchant, & n'y laiſſent aprés eux que quelque legere agitation qui ſe defait auſſi-toſt à la recontre de la premiere vapeur qui s'opoſe à ſon entrée.　　D

Comme nous ſçavons que l'ordre eſt la diſpoſition la plus neceſſaire pour le bon ſuccés de nos Bains, & que la netteté en doit eſtre le plus aymable de leurs agréemens : nous ſerons ſi exats pour l'obſervation du premier que toutes choſes y ſeront toûjours preſtes dans leurs temps ; & nous y affecterons une propreté ſi generale & ſi conſtante que nous n'aprehendons pas que ceux qui ſortiront de nos Bains nous demandent, comme fit autrefois Diogene, où il faut aller pour ſe relaver, *qui híc lavant, vbi lavantur* ? ni qu'on renouvelle contre nous la vieille raillerie du plaiſant Stratonicus, lequel ſe lavant dans un Bain mélé de terre & d'eau ſallée s'écria par un enjoüement ſpirituel, qu'il eſtoit aſſiegé par mer & par terre.

Enfin, MESSIEVRS, pour ne fatiguer pas davantage la delicateſſe de vos eſprits, & pour conclurre ce long diſcours que les curioſitez dont il eſt remply rendront peut-eſtre moins ennuyeux ; Nous vous declarons de bonne foy que nous voudrions eſtre auſſi riches que Mecenas & qu'Agrippa, pour vous eſtre auſſi liberaux qu'ils le furent au peuple Romain, pour les delices duquel ils firent conſtruire des Bains publics à leurs propre frais. Si nous avions leur threſor, nous aurions leur magnificence, & nous ne vous demanderions rien pour l'uſage de nos Thermes. Mais, outre que nos moyens ſont plus petits que nos volontez, nous

offenferions trop voftre generofité à nos dépens.
Il eft jufte que nous vous foyons reciproquement
obligez. Toutesfois comme nous voulons en toutes chofes rechercher voftre bon plaifir , nous ne
ferons point icy de taxe particuliere ; & ce fera à
vous à proportionner la recompenfe au merite des
fervices que nous vous rendrons avec une inclination empreffée , plaife à Dieu que ce foit encore
avec autant de bon - heur pour vous que pour
nous.

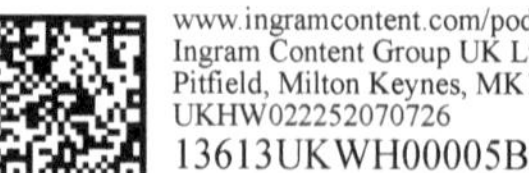